# Dieta cetogénica para principiantes:

# Recetas para una dieta baja en carbohidratos para la pérdida de peso

# Regalo gratis incluido

Como parte de nuestro compromiso de asegurarnos de que viva un estilo de vida saludable, hemos incluido un libro electrónico gratuito en el siguiente enlace. Este libro trata de mejorar todos los aspectos de su vida a largo plazo; incluyendo la dieta, el sueño y el ejercicio. Espero que disfrute de este libro electrónico y el regalo extra también. El enlace para el regalo está abajo:

http://36potentfoodstoloseweightandlivehealthy.gr8.com

# Descargo de responsabilidad

# Descripción del libro

Este libro es una guía para todos aquellos que quieran seguir la Dieta Cetogénica, pero no tienen ni idea de por dónde empezar. Contiene información detallada sobre lo que es la Dieta Cetogénica, lo que se debe y lo que no se debe hacer con la dieta y un montón de recetas que le ayudarán a iniciar su viaje.

Este libro está lleno de recetas amigables con la Dieta Cetogénica para una variedad de comidas, tales como sopas, ensaladas, acompañamientos, platos principales, bocadillos Cetogénicos y, por último, pero no menos importante, ¡postres!

Todas las recetas de este libro son rápidas y fáciles de preparar y no necesitará pasar horas en la cocina. ¡Todos los ingredientes de las recetas están disponibles fácilmente y no necesita ir a buscar ingredientes personalizados costosos!

¡Con este grupo de recetas de la Dieta Cetogénica, usted puede fácil y rápidamente seguir la dieta sin tener que hacer ningún cálculo de calorías o mediciones de porciones gramo por gramo!

¡Este libro es una parada para todas sus consultas sobre la Dieta Cetogénica!

# Tabla de contenido

6

Ensalada de salmón, tocino y col rizada

Ensalada Tailandesa

Recetas cetogénicas de platos principales

Nuggets de pollo picante

Pollo en salsa de mantequilla

Tacos de cerdo molido

Chuletas de cerdo italiano

Pescado al curry de Sri Lanka

Aguacates con coco y camarones

Salmón al horno

Souvlaki de cordero (Brochetas de cordero griego)

Carne molida y espinaca a la plancha

Pastel de pastor bajo en carbohidratos

Pastel de espinacas

Pad Thai bajo en carbohidratos

Tocino y vegetales fritos

Cazuela de calabacín

Pizza baja en carbohidratos

Guarniciones Cetogénicas

Palitos de pan con coliflor y ajo

Pan y panecillos Keto

Puré de coliflor (falso puré de papas)

Semillas de champiñón y cáñamo Pilaf

Arroz de coliflor

Recetas de meriendas cetogénicas

Barras de Granola Saludables

Dedos de pescado

Palitos de queso fritos

Bocadillos de Pizza

Recetas de postres Cetogénicos

Pudín de frambuesa y chía

Helado de Berry

Tarta de queso con fresas

Bocadillos de chocolate y mantequilla de maní

# Conclusión

# Introducción

En un mundo obsesionado con la talla cero, parece que cada persona con una onza de peso extra quiere perderla. Capitalizando esta tendencia, muchos "dietistas" y "nutricionistas" han ideado una variedad de "dietas especializadas" en las que se consumen "alimentos especiales" y se pierde peso. ¡Todo esto es una farsa!

La realidad es que la mayoría de las veces, estos "especialistas" tienen tratos con empresas manufactureras, y le empujan a la cara los productos "especiales" producidos por las empresas para ganar una comisión considerable. ¡Al final de estas dietas todo lo que habrás perdido es dinero! Pero ¿qué pasa si le digo que hay una dieta en la que no necesita comprar productos especializados caros (ni pasar hambre) y puede seguir perdiendo peso sin estropear su horario habitual?

Aquí les presento la "Dieta **Cetogénica**".

La Dieta Cetogénica es bastante popular, ya que es una dieta baja en carbohidratos. El cuerpo generalmente convierte los carbohidratos en glucosa e insulina. La glucosa es la fuente de energía más básica y fácil que el cuerpo puede descomponer y utilizar para proporcionar energía. Por eso su cuerpo ignorará todas las fuentes de energía mientras haya glucosa en su sistema. Esto da como resultado depósitos de grasa en el cuerpo, porque el cuerpo almacena toda la grasa de los alimentos para su uso futuro.

Por lo tanto, la idea básica de la Dieta Cetogénica es inducir al cuerpo a un estado de *cetosis eliminando* todos los alimentos ricos en carbohidratos de la dieta. La cetosis es el estado natural del cuerpo en el que éste inicia los procesos metabólicos para hacer frente a la baja ingesta de carbohidratos (y glucosa). El cuerpo comienza a producir cetonas en el hígado al descomponer la grasa en el cuerpo.

Al seguir la Dieta Cetogénica, usted deja de consumir carbohidratos y aumenta su consumo de grasa, ¡resultando en la producción de cetonas que rompen la grasa! ¡Esta descomposición de la grasa corporal da como resultado un cuerpo más delgado!

Para empezar a seguir la Dieta Cetogénica, usted necesita planear con anticipación y tener un plan de dieta a la mano. Cualquier cosa que usted coma tiene un gran impacto en la rapidez con la que su cuerpo alcanza el estado de *cetosis.* ¡Cuanto menos carbohidrato consuma en un día (preferiblemente menos de 15 gramos), más rápido su cuerpo alcanzará el estado de cetosis y más rápido perderá peso!

Su ingesta de nutrientes debe ser el siguiente:

11

- El 70% del contenido nutricional total debe ser grasa.
- El 25% del contenido nutricional total debe ser proteína.
- El 5% del contenido nutricional total debe ser de carbohidratos.

El 5% de los carbohidratos debe provenir en su mayoría de los productos lácteos, nueces y verduras, y deben evitarse los carbohidratos refinados de cereales como el trigo, frutas o verduras con almidón como las papas.

Una comida ideal debería consistir en una comida principal de proteínas con dos acompañamientos - uno lleno de verduras y otro rico en grasas. Por ejemplo, una comida podría consistir en un filete de costilla a la parrilla con una perilla de mantequilla y un lado de espinacas salteadas en aceite de oliva o una pechuga de pollo entera sin piel y sin hueso salteada en muy poco aceite de oliva con un poco de brócoli y queso salteados.

Por lo tanto, esta dieta ayuda a la reducción de la grasa corporal y le ayuda a perder peso.

Este libro contiene recetas Cetogénica saludables para todas sus comidas, desde el desayuno hasta la cena y para todos los platos, ¡desde sopas y ensaladas hasta platos principales y aperitivos y postres! ¿Y la mejor parte? ¡Todas estas recetas son rápidas, fáciles y utilizan ingredientes fácilmente disponibles en cada cocina y despensa!

¡Me gustaría agradecerle por la compra de este libro y espero que encuentre el contenido de este libro útil!

# Recetas de Desayuno Cetogénico

## Tortilla de camarones picantes

| Preparación: 10 min | Total: 20 min | Porciones: 2 |
|---|---|---|

**Ingredientes:**

- 3 huevos batidos
- 2 tomates de cherry, cortados por la mitad
- 1 cebolla mediana picada
- 5 camarones pelados y desvenados
- 1 cucharada de perejil fresco picado
- 1/4 de cucharadita de pimienta de cayena
- 1/8 de cucharadita de pimienta en polvo
- 1/4 de cucharadita de sal o al gusto
- 1 cucharada de aceite de coco
- Un toque de salsa picante

**Método:**

1. Coloque una sartén antiadherente a fuego medio. Añada aceite. Cuando el aceite esté lo suficientemente caliente, añada las cebollas y saltee hasta que las cebollas estén translúcidas.
2. Añada sal, pimienta, pimienta de cayena, camarones y tomates. Saltee durante un par de minutos.
3. Vierta huevos batidos sobre la sartén antiadherente. Esparza perejil. Cocine hasta que los huevos estén listos.
4. Añada la salsa picante sobre la mezcla y sirva.

# Panqueques de frambuesa

| Preparación: 10 min | Total: 25 min | Porciones: 2 |
|---|---|---|

**Ingredientes:**

- 1 plátano, triturado
- 1/2 taza de claras de huevo, batidas
- 6 cucharadas de leche de almendras
- 1 1/2 taza de frambuesas, congeladas
- 1 cucharada de canela
- 2 cucharadas de semillas de chía, molidas
- 2 cucharadas de suero en polvo
- Spray para cocinar de aceite de oliva
- 4 cucharadas de yogur griego para servir

**Método:**

1. Mezcle todos los ingredientes, excepto las frambuesas, hasta que estén bien mezclados.
2. Añada las frambuesas y mezcle de nuevo.
3. Coloque una sartén antiadherente a fuego medio. Rociar con aceite de oliva.

4. Vierta aproximadamente 1/4 de taza de la mezcla en la cacerola. Remueve la sartén para que la masa se extienda. Cocine hasta que la parte inferior esté dorada.
5. Voltee los lados. Cocine el otro lado hasta que se dore.
6. Repita los pasos 4 y 5 con la masa restante.
7. Sirva caliente con yogur griego.

# Mock McGriddle Casserole

| Preparación: 10 | Total: 1 hora. 10 minutos | Porciones: 4 |
|---|---|---|

## Ingredientes:

- 5 huevos grandes
- 2 cucharadas de mantequilla
- 1/2 libra de salchichas para el desayuno
- 3 cucharadas de jarabe de arce o al gusto
- 1/2 cucharadita de ajo en polvo
- 1 cucharadita de cebolla en polvo
- 2 onzas de queso cheddar
- 2 cucharadas de harina de linaza
- 1/2 taza de harina de almendra
- Sal al gusto
- Pimienta en polvo al gusto
- 1/4 de cucharadita de salvia

## Método:

1. Coloque una sartén a fuego medio. Añada las salchichas y cocine hasta que estén doradas y ligeramente crujientes. Retírelo del calor.

2. Mientras tanto, mezcle en un tazón grande, la harina de almendras, la harina de linaza, la sal, la pimienta, la salvia, la cebolla y el ajo en polvo.

3. Mezcle en otro tazón, 2 cucharadas de jarabe de arce y huevos y bata bien. Vierta esta mezcla en la mezcla de harina de almendras.

4. Añada el queso y revuelva.

5. Coloque esta mezcla en la sartén de las salchichas y mezcle. Transfiera esta mezcla a una olla.

6. Añada la cucharada restante de jarabe de arce sobre ella.

7. Colóquelo en un horno precalentado y hornee a 350°F durante unos 45 minutos o hasta que esté cocido. Cuando un palillo de dientes se inserte en el centro debe salir limpio.

8. Retire del horno y deje enfriar. Córtelo en trozos y sírvalo.

# Bagel de carne

| Preparación: 5 min | Total: 55 min | | Porciones: 4 |
|---|---|---|---|

**Ingredientes:**

- 1 libra de carne de cerdo molida
- 1 cebolla mediana, finamente picada
- 1 huevo grande
- 1/3 taza de salsa de tomate
- 1/2 cucharada de mantequilla o manteca
- 1/2 cucharadita de pimentón
- 1/4 de cucharadita de pimienta en polvo
- 1/2 cucharadita de sal
- Toppings de su elección

**Método:**

1. Coloque una sartén a fuego medio. Añada manteca o mantequilla. Cuando se derrita, agregue las cebollas y saltéelas hasta que estén translúcidas. Retire del fuego y deje enfiar completamente.
2. Coloque los ingredientes en un tazón y agregue el resto de los ingredientes y mézclelos bien.
3. Divida en 3 o 4 porciones iguales y forme un Bagel.

20

4. Colóquelo en una fuente para hornear que esté forrada con papel aluminio.

5. Hornee en un horno precalentado a 400°F durante unos 40 minutos o hasta que esté listo.

6. Corta los Bagel. Rellene con los toppings de su elección y sirva.

# Mezcla de Cereales para el Desayuno

| Preparación: 5 min | Total: 10 min | Porciones: 4 |
| --- | --- | --- |

## Ingredientes:

- 10 cucharadas de hojuelas de coco, sin azúcar
- 14 cucharadas de semillas de cáñamo
- 10 cucharadas de linaza molida
- 4 cucharadas de ajonjolí, molido (moler por solo unos segundos)
- 4 cucharadas de cacao oscuro, sin azúcar
- 4 cucharadas de cáscara de psyllium
- 1 taza de almendras, picadas

## Método:

1. Mezcle todos los ingredientes y colóquelos en un recipiente hermético. Refrigerar hasta su uso.
2. Para servir, añada agua o café o cualquier leche descremada, déjelo reposar un rato y sirva.

# Bol de Desayuno de Aguacate

| Preparación: 5 min | Total: 5 min | Porciones: 4 |
|---|---|---|

## Ingredientes:

- 2 aguacates grandes, pelados, sin semilla, partidos por la mitad
- 4 cucharadas de Tahini
- 1 zanahoria grande, rallada

Para el Aliño:
- 2 cucharadas de jugo de limón
- 2 cucharadas de aceite de oliva virgen extra
- 1/2 cucharadita de jengibre rallado
- 1/2 cucharada de semillas de amapola
- 1/8 de cucharadita de sal

## Método:

1. Bata todos los ingredientes del aderezo y las zanahorias.
2. Rellene las mitades del aguacate con la mezcla.
3. Cubra con Tahini y sirva.

23

4. Sírvalo junto con el aguacate.

# Huevos cocidos en la sartén

| Preparación: 10 min | Total: 40 min | Porciones: 6 |
|---|---|---|

## Ingredientes:

- 1 taza de yogur griego natural
- 2 dientes de ajo, cortados por la mitad
- Sal Kosher al gusto
- 3 cucharadas de mantequilla sin sal
- 3 cucharadas de aceite de oliva
- 5 cucharadas de puerro, picado, blanco y verde pálido
- 3 cucharadas de cebollín, solo piezas picadas, partes blancas y verde pálido
- 15 onzas de espinaca fresca, enjuagadas
- 2 cucharaditas de jugo de limón fresco
- 6 huevos grandes
- 1/2 cucharadita de hojuelas de pimiento rojo trituradas
- 1/4 de cucharadita de pimentón
- 2 cucharaditas de orégano fresco, picado

## Método:

1. En un bol pequeño, añada el yogur, el ajo y una pizca de sal. Mezcle bien y manténgalo a un lado.
2. Coloque una sartén a fuego medio. Añade la mitad de la mantequilla. Cuando la mantequilla se derrita, añada los puerros y el cebollín.
3. Baje la temperatura. Cocine hasta que se ablande.
4. Añada espinacas, sal y jugo de limón.
5. Aumente el calor a medio/alto. Saltee durante unos minutos hasta que las espinacas se marchiten.
6. Transfiera el contenido a un plato grande para el horno. No añada el exceso de líquido que está presente en la mezcla de espinacas.
7. Haga 6 espacios o cavidades en la mezcla.
8. Rompa suavemente un huevo en cada uno de los espacios.
9. Coloque el plato en un horno precalentado. Hornee a 300°F hasta que los huevos estén listos.
10. Coloque una olla pequeña a fuego medio-bajo. Añada la mantequilla restante. Cuando la mantequilla se derrita, añada la mezcla de yogur y una pizca de sal. Cocine durante unos segundos y añada orégano. Cocine durante 20-30 segundos y retire del fuego. Deseche las mitades de ajo.
11. Vierta la mezcla de yogur sobre los huevos y sirva.

# Muffins de queso

| Preparación: 10 min | Total: 40min | Porciones: 8 |
|---|---|---|

## Ingredientes:

- 1 taza de harina de almendra
- 1/4 de cucharadita de bicarbonato de sodio
- Una pizca de sal
- 1/4 de cucharadita de tomillo seco
- 1 huevo, batido
- 1/2 taza de crema agria
- 1 cucharada de mantequilla, derretida
- 1/2 taza de queso cheddar, rallado
- 1/4 de taza de queso muenster, rallado

## Método:

1. Coloque los papeles para cupcake en los moldes para muffins.
2. Mezcle la harina de almendra, la sal y el bicarbonato de sodio en un tazón.
3. En un tazón grande agregue la mantequilla, el huevo y la crema agria. Mezcla bien. Añada la mezcla de harina de almendra y mezcle bien. Si la masa es demasiado espesa, añada un poco de agua

27

o un poco más de crema agria. Añada el queso y mezcle bien.

4. Vierta en los moldes de muffins (llene hasta 2/3).
5. Hornee en un horno precalentado a 350°F durante unos 20 minutos o hasta que se dore. Cuando un palillo de dientes se inserte en el centro debe salir limpio.
6. Retire del horno y deje enfriar. Serva los muffins cubierto con mantequilla.

# Batido de chocolate

| Preparación: 5 min | Total: 7min | Raciones: 2 |
| --- | --- | --- |

**Ingredientes:**

- 2 tazas de leche de almendras, sin azúcar
- Pocas gotas de Stevia de miel o néctar de agave cualquier otro endulzante artificial al gusto
- 1/2 taza de crema de leche
- 3 cucharadas de suero de leche en polvo con sabor a chocolate

**Método:**

1. Ponga todos los ingredientes en una licuadora y mezcle hasta que estén suaves y cremosos.
2. Sírvalo en vasos altos.
3. Sirva inmediatamente con hielo picado.

# Batido Verde

| Preparación: 5 min | Total: 7 min | Porciones: 2 |
|---|---|---|

**Ingredientes:**

- 4 tazas de espinacas
- 2 tazas de leche de coco, refrigerada, sin azúcar
- 4 nueces de Brasil
- 2/3 taza de almendras
- 2 cucharadas de cáscara de psyllium
- 2 cucharadas de proteína de suero en polvo
- 2 cucharadas de polvo verde
- 4 gotas de Stevia o al gusto (opcional)

**Método:**

1. Coloque las espinacas, las almendras, las nueces de Brasil y la leche de coco en una licuadora y licúe hasta que esté suave.
2. Añada el resto de los ingredientes y mezcle hasta que esté suave y cremoso.
3. Sírvalo en vasos altos.
4. Sirva inmediatamente con hielo picado.

# Batido de Berry y Chocolate

| Preparación: 5 min | Total: 7 min | Raciones: 2 |
|---|---|---|

## Ingredientes:

- 2 tazas de leche de almendra
- 1/2 taza de arándanos / moras / fresas / frambuesas
- 1/4 taza de cacao en polvo
- Gotas de Stevia al gusto
- 1/2 cucharadita de goma xantana
- 2 cucharadas de aceite MCT
- Algunos cubitos de hielo

## Método:

1. Mezcle todos los ingredientes hasta que esté suave.
2. Sírvalo en vasos altos.

# Bol de batido de Matcha

| Preparación: 5 min | Total: 7 min | Porciones: 2 |
|---|---|---|

## Ingredientes:

- 2 cucharadas de Berry de goji
- 2 cucharaditas de polvo de Matcha
- 2 cucharadas de semillas de cacao
- 2 cucharadas de semillas de chía
- 2 cucharadas de hojuelas de coco
- 2 cucharadas de semillas de chía
- 2 tazas de yogur de coco o yogur griego completo
- 2 cucharadas de polvo verde (opcional)

## Método:

1. Añade el polvo de Matcha, el polvo verde si lo usa y el yogur a una licuadora y licue hasta que esté suave.
2. Sírvalo en 2 bol individuales. Añada el resto de los ingredientes a la mezcla.
3. Mezcle, deje enfriar y sirva.

# Batido saludable

| Preparación: 10 min | Total: 12 min | Porciones: 4 |
|---|---|---|

## Ingredientes:

- 1 taza de fresas congeladas
- 1 taza de frambuesas congeladas
- 1 taza de arándanos congelados
- 1 taza de moras congeladas
- 2 tazas de col rizada, sin tallos ni cortezas duras, picada en trozos grandes
- 2 tazas de espinacas
- 1 taza de gajos de naranja
- 1 taza de agua
- 1/2 taza de tofu suave

## Método:

1. Ponga todos los ingredientes en una licuadora y bátalos hasta que estén suaves y cremosos.
2. Sírvalo en vasos altos.
3. Sirva.

# Recetas de sopa cetogénica

## Sopa de Enchilada de Pollo

| Preparación: 15 min | Total: 45 min | Porciones: 8 |
| --- | --- | --- |

**Ingredientes:**

- 2 cucharadas de aceite de oliva
- 6 tallos de apio, picados
- 2 pimientos rojos medianos, picados
- 4 cucharaditas de ajo, picado
- 8 tazas de caldo de pollo
- 2 tazas de tomates, picados
- 2 tazas de queso crema
- 12 onzas de pollo, cocido, desmenuzado
- 1 1/2 cucharadas de comino molido
- 2 cucharaditas de orégano
- 2 cucharaditas de chile en polvo
- 1 cucharadita de pimienta de cayena
- 1 taza de cilantro, picado
- Jugo de una lima

**Método:**

1. Coloque una olla grande a fuego medio. Añada aceite. Cuando el aceite esté caliente, añada el apio y el pimiento. Saltee hasta que el apio se ablande.
2. Añada los tomates y saltéelos durante un par de minutos.
3. Añada comino, orégano, chile en polvo y pimienta de cayena. Mezcle bien.
4. Añada el caldo de pollo y el cilantro. Póngalos a hervir.
5. Baje la temperatura y cocine a fuego lento durante unos 20 minutos.
6. Añada el queso crema. Mezcle bien y póngalo a hervir. Cocine a fuego lento otra vez durante unos 30 minutos.
7. Añada el jugo de limón, mezcle bien y adorne con el cilantro.
8. Sirva la sopa caliente en tazones de sopa individuales.

# Sopa española de sardina y tomate

| Preparación: 10 min | Total: 30 min | Porciones: 8 |
|---|---|---|

## Ingredientes:

- 9 onzas de sardinas españolas en lata en salsa de tomate y aceite de oliva
- 2 cucharadas de aceite de oliva
- 2 tomates grandes, en rodajas
- 4 tazas de espinacas frescas
- 2 cebollas, en rodajas
- 2 dientes de ajo, en rodajas
- 1 cucharadita de polvo de pimienta negra
- 1 1/2 cucharaditas de sal o al gusto
- 6 tazas de agua

## Método:

1. Coloque una olla grande a fuego medio. Añada aceite. Cuando el aceite esté caliente, añada cebollas y ajo. Saltee hasta que las cebollas se ablanden.
2. Añada los tomates y saltéelos durante unos minutos hasta que los tomates estén blandos.

3. Añada las sardinas y saltéelas durante unos minutos triturándolas simultáneamente.
4. Añada agua y deje que hierva.
5. Baje el fuego y añada espinacas, sal y pimienta. Deje que se cocine a fuego lento hasta que las espinacas se marchiten.
6. Sirva la sopa caliente en tazones de sopa individuales.

# Sopa de chile caliente

| Preparación: 10 min | Total: 45 min | Porciones: 4 |
| --- | --- | --- |

## Ingredientes:

- 12 onzas de muslos de pollo
- 3 tazas de caldo de pollo
- 3 cucharadas de aceite de oliva
- 3 cucharadas de mantequilla
- 6 cucharadas de pasta de tomate
- 3 tazas de agua
- 2 cucharaditas de semillas de cilantro
- 3 pimientos picantes, en rodajas
- 1 cucharadita de cúrcuma molida
- 1 aguacate grande, pelado, sin corteza y cortado en rodajas
- 3 pimientos picantes en rodajas o al gusto
- 1 cucharadita de comino molido
- 3 onzas de queso fresco
- 3 cucharadas de jugo de lima
- Sal al gusto
- Pimienta en polvo a gusto

**Método:**

1. Coloque el pollo en una sartén. Añada sal y pimienta sobre ella. Vierta aproximadamente una cucharada de aceite sobre la sartén y cúbralo bien.
2. Coloque la sartén a fuego medio. Cocine hasta que el pollo esté tierno. Coloque los muslos de pollo en tazones de sopa individuales.
3. Vuelva a poner la sartén en el fuego. Añada el aceite restante. Cuando se calienta el aceite, añada las semillas de cilantro y saltee durante unos segundos hasta que estén suaves.
4. Añada el pimiento y saltéelo durante unos segundos. Añada agua y déjela hervir. Añada sal, pimienta, cúrcuma y comino molido.
5. Reduzca el calor y déjelo hervir a fuego lento. Añada la pasta de tomate y la mantequilla y continúe hirviendo a fuego lento durante otros 10 minutos.
6. Vierta la sopa sobre el pollo.
7. Coloque unas cuantas rebanadas de aguacate en cada tazón, un poco de queso fresco, cilantro y sirva.

# Sopa fría de aguacate

| Preparación: 5 min | Total: 7 min | Porciones: 6 |
|---|---|---|

## Ingredientes:

- 3 tazas de puré de aguacate Hass
- 3 tazas de caldo de verduras
- 3 tazas de crema de leche
- 1/2 taza de cilantro, picado
- 2 pimientos jalapeños, sin semillas, picados
- 2 cucharaditas de comino molido
- 1 cucharadita de sal o al gusto

## Método:

1. Añada todos los ingredientes a un procesador de alimentos y mezcle hasta que esté suave.
2. Deje enfriar hasta su uso.
3. Sirva en tazones individuales.

# Sopa ligera de calabacín

| Preparación: 5 min | Total: 25 min | Porciones: 3 |
| --- | --- | --- |

**Ingredientes:**

- 1 calabacín mediano, cortado en cubos
- 2 tazas de caldo vegetal
- 1 cebolla pequeña, picada
- 1 pimiento picante pequeño, picado
- Sal al gusto
- Pimienta
- 1/4 de taza de eneldo fresco, picado
- 1 cucharada de aceite de oliva

**Método:**

1. Coloque una olla a fuego medio. Añada aceite. Cuando se caliente el aceite, añada las cebollas y la pimienta. Saltee hasta que las cebollas estén translúcidas.
2. Añada el caldo, la sal y la pimienta. Cocine a fuego lento durante 8-10 minutos. Añada el calabacín y cocine a fuego lento hasta que esté tierno. Retírelo del fuego.

3. Añada eneldo y sirva caliente o frío. Para que se enfríe, déjelo en la nevera.

# Sopa de crema de brócoli

| Preparación: 15 min | Total: 30 min | Porciones: 6 |
|---|---|---|

## Ingredientes:

- 1 coliflor grande, cortada en pedazos
- 6 tazas de brócoli, finamente picado
- 2 cebollas amarillas en rodajas
- 2 cucharaditas de aceite de oliva virgen extra
- 5 tazas de leche de almendras, sin azúcar
- 1 1/2 cucharaditas de sal marina
- Pimienta negra recién molida
- 2 cucharadas de cebolla en polvo

## Método:

1. Coloque una olla grande a fuego medio. Añada aceite. Cuando el aceite se calienta, agregue las cebollas y saltee hasta que estén translúcidas. Sazone con sal, pimienta, coliflor y leche. Mezcle y ponga a hervir.
2. Baje la temperatura y cubra la olla, luego cocine a fuego lento hasta que esté suave. Añada la mitad del brócoli y retírelo del fuego. Deje enfriar por un rato.

44

3. Añada a la licuadora y mezcle hasta que esté suave. Transfiéralo de nuevo a la olla.
4. Añada la mitad restante del brócoli y la cebolla en polvo y revuelva. Ponga la olla de nuevo en el fuego y cocine a fuego lento hasta que el brócoli esté tierno.

# Sopa de crema de champiñones

| Preparación: 15 min | Total: 30 min | Porciones: 6 |
|---|---|---|

## Ingredientes:

- 1 cucharada de mantequilla
- 1/2 taza de zanahorias, cortadas en cubos
- 1 cebolla en rodajas finas
- 2 cucharaditas de ajo, picado
- 1/4 de cucharadita de tomillo u orégano seco
- 1/4 de cucharadita de pimienta negra en polvo
- 3/4 de libra de champiñones blancos, en rodajas
- 4 tazas de caldo de verduras
- 1/2 taza de agua
- 1 taza de leche de almendra
- 1 cebolla verde, en rodajas finas

## Método:
1. Coloque una olla a fuego medio. Añada mantequilla. Cuando la mantequilla se derrita, añada la cebolla y el ajo y saltee durante un par de minutos. Añada el tomillo y la pimienta, saltee hasta que las cebollas estén ligeramente doradas.

46

2. Añada los champiñones y saltéelos durante un minuto. Añada el caldo, el agua y déjelo a hervir.
3. Retire aproximadamente 1/2 taza de vegetales de la sopa y manténgalos a un lado.
4. Licue el resto de la sopa con una licuadora.
5. Vierta la sopa mezclada de nuevo en la olla. Luego, colóquelo en la cocina. Añada la leche y las verduras retenidas. Cocine a fuego lento durante unos 5 minutos o hasta que esté bien caliente.
6. Adorne con cebolla verde en rodajas y sirva caliente.

# Recetas de ensaladas cetogénicas

## Ensalada de atún

| Preparación: 15 min | Total: 16 min | Raciones: 2 |
|---|---|---|

**Ingredientes:**

- 1 taza de atún enlatada
- 2 tazas de lechuga crujiente
- 1 huevo duro picado
- 1 cebolla, picada
- 1 cucharada de jugo de limón
- Sal rosa del Himalaya
- 1 cucharada de mayonesa baja en carbohidratos

**Método:**

1. Mezcle bien todos los ingredientes en un bol.
2. Sirva.

# Ensalada de pollo frío

| Preparación: 10 min | Total: 40 | Porciones: 3-4 |
| --- | --- | --- |

## Ingredientes:

- 6 filetes de pollo
- 1 cebolla, picada
- 4 rábanos, cortados por la mitad
- 1 cucharada de eneldo fresco, picado
- 1 tallo de apio, picado
- 1/2 taza de mayonesa
- 1 cucharadita de sal
- 1 cucharadita de pimienta en polvo
- 1/4 taza de pepinillo de eneldo picado
- Aceite en spray de cocina

## Método:

1. Coloque el pollo en una bandeja para hornear engrasada y hornee a 350°F hasta que esté listo.
2. Coloque el rábano en otro recipiente para hornear y rocíe con aceite en spray. Colóquelo en el horno hasta que esté listo.

3. Retire del horno y déjelo enfriar. Pique el rábano en trozos más pequeños y colóquelos en una fuente de servir.
4. Añada el pollo y el resto de los ingredientes y mezcle bien.
5. Enfríe por un tiempo y sirva.

# Ensalada de huevo y aguacate

| Preparación: 15 min | Total: 16 min | Porciones: 6-8 |
| --- | --- | --- |

## Ingredientes:

- 8 huevos grandes, cocidos, cortados en cuadros
- 2 aguacates grandes, pelados, sin semillas y cortados en rodajas
- 2 cucharadas de aceite de oliva virgen extra
- 8 tazas de lechuga mixta, lavadas
- 4 dientes de ajo, machacados
- 1 taza de yogur lleno de grasa o 1/2 taza de mayonesa baja en carbohidratos
- 2 cucharaditas de mostaza de Dijon
- 2 cucharadas de cebollino fresco
- 2 cucharadas de albahaca picada
- 2 cucharadas de tomillo picado
- Sal al gusto
- Pimienta en polvo a gusto

## Método:

1. Para hacer el aliño: Mezcle el yogur, el ajo, la mostaza de Dijon, la sal y la pimienta en un recipiente.
2. Coloque las hojas de la ensalada y el aderezo en un recipiente para servir y mézclelo bien. Ponga capas de aguacate seguida de huevos. Añada sal, pimienta y sirva.

# Ensalada Tricolor

| Preparación: 7 min | Total: 8 min | Porciones: 6 |
| --- | --- | --- |

**Ingredientes:**

- 7-8 tomates medianos, en rodajas
- 2 aguacates grandes, sin semillas, pelados y cortados en rodajas
- 10 aceitunas, en rodajas
- 1 taza de mozzarella, en cubos
- 1/4 de taza de pesto
- 1/4 taza de aceite de oliva virgen extra
- Sal al gusto
- Pimienta en polvo a gusto
- 2 cucharadas de albahaca fresca picada

**Método:**

1. Añada todos los ingredientes en un recipiente grande. Mezcle bien y sirva.

# Ensalada de alcaparras y limón

| Preparación: 5 min | Total: 15 min | Porciones: 8-10 |
|---|---|---|

## Ingredientes:

- 3 libras de filete de salmón
- Sal al gusto
- Pimienta al gusto
- Jugo de un limón o al gusto
- 1 cucharadita de cáscara de limón, rallada
- 1/3 taza de alcaparras enlatadas, escurridas, enjuagadas
- 3 tallos de apio, picados
- 3 cucharaditas de eneldo fresco, picado
- 3 cucharadas de aceite de oliva virgen extra

## Método:

1. Sazone el salmón con sal y pimienta y hornee en un horno precalentado a 350 °F durante 10 minutos o hasta que el salmón esté cocido. Deje enfriar un rato.

2. Coloque el salmón a un recipiente de servir. Añada el jugo y la cáscara del limón, las alcaparras, el apio, el eneldo y el aceite de oliva y mezcle bien.
3. Colóquelo en el refrigerador hasta que lo use.

**Ensalada de salmón, tocino y col rizada**

| Preparación: 15 min | Total: 25 min | Porciones: 6 |
|---|---|---|

## Ingredientes:

- 1 1/2 libras de filetes de salmón, sin piel
- 2 ramos de col rizada, descartar las costillas duras y los tallos, desgarrados
- 8 rebanadas de tocino
- 1 taza de almendras, en rodajas
- 1 cebolla roja mediana, en rodajas finas
- 4 cucharadas de jugo de limón
- 1/2 taza de aceite de oliva
- Sal al gusto
- Pimienta en polvo a gusto

## Método:

1. Espolvoree sal y pimienta sobre el salmón. Coloque los filetes en una bandeja de para hornear y ponga la bandeja en un horno precalentado.
2. Hornee a 425°F por 15 -18 minutos o hasta que el salmón se desmenuce fácilmente al pincharlo con un tenedor. Retire del horno y déjelo a un lado por un tiempo.
3. Mientras tanto, coloque una sartén a fuego medio. Añada el tocino y cocine hasta que esté crujiente. Retire de la sartén. Cuando esté lo suficientemente frío para manejarlo, desmenuce el tocino.
4. Cuando el salmón se enfríe, córtelo en trozos y agréguelo a un plato grande para servir. Añada la col rizada, el tocino, las cebollas y las almendras. Mezcle bien.
5. En un bol pequeño, coloque el aceite y el jugo de limón. Vierta sobre la ensalada, mezcle bien y sirva.

# Ensalada Tailandesa

| Preparación: 15 min | Total: 16 min | Porciones: 3-4 |
|---|---|---|

## Ingredientes:

- 1/2 taza de zanahorias, peladas y picadas
- 1/4 taza de cilantro, picado
- 1 diente de ajo, picado
- Jugo de 1/2 limón
- 1 1/2 tazas de col rizada, picada
- 1 taza de repollo Napa, picado
- 1/4 taza de cacahuetes, tostados, sin sal
- 1 pimiento rojo, picado
- 1 taza de leche de coco fina
- 2 cucharadas de mantequilla de maní cremosa
- 1/2 cucharadita de salsa Sriracha
- 1/2 cucharadita de polvo de curry amarillo
- Sal Kosher a gusto

## Método:

1. Mezcle bien todos los ingredientes en un bol grande.
2. Sirva.

# Recetas cetogénicas de platos principales

## Nuggets de pollo picante

| Preparación: 10 min | Total: 40 min | Porciones: 4 |
|---|---|---|

## Ingredientes:

- 1 onza de chicharrones de cerdo
- 16 onzas de pollo, cortada en trozos del tamaño de un bocado
- 2 cucharadas de harina de almendra
- 1 huevo, batido
- 1/4 de cucharadita de chile en polvo
- Pimienta de cayena a gusto
- 1/4 de cucharadita de ajo en polvo
- 1/2 cucharadita de polvo de cebolla
- 1/4 de cucharadita de condimento criollo
- Sal al gusto
- Pimienta en polvo a gusto

## Método:

1. Mezcle en una licuadora la corteza de cerdo, la cebolla y el ajo en polvo, el condimento criollo, la

harina de almendras, la sal, la pimienta, el chile en polvo y la pimienta de cayena. Transfiéralo a un tazón.

2. Primero, sumergir una presa de pollo en huevo y luego mezcle en la harina de almendras. Colóquelo en una bandeja de hornear engrasada. Repita con las presas restantes.

3. Colóquelo en un horno precalentado a 400°F durante 20 minutos o hasta que se dore y esté crujiente.

# Pollo en salsa de mantequilla

| Preparación: 10 min | Total: 45 min | Porciones: 4 |
|---|---|---|

## Ingredientes:

- 1 1/2 libras de muslos de pollo con huesos
- 1/2 taza de agua
- 1/2 taza de puré de tomates
- 1/4 taza de crema de leche
- 3 cucharadas de mantequilla
- 1/2 cucharada de aceite de oliva
- 1 cucharadita de aceite de coco
- 3/4 de cucharadita de pasta de jengibre
- 3/4 de cucharadita de pasta de ajo
- 1/2 cucharadita de cilantro, molido
- Sal al gusto
- 1/2 cucharadita de polvo de *garam masala* (mezcla de especias indias)
- 1/4 de cucharadita de chile Kashmiri en polvo
- 1/2 cucharadita de pimentón
- 1/2 cucharadita de chile rojo en polvo
- Cilantro para la guarnición, picado
- Arroz con coliflor para servir - ver capítulo 5

**Método:**

1. Unte los muslos de pollo con aceite de oliva, sal y pimienta. Manténgalo a un lado durante 15-20 minutos.
2. Colóquelos en un horno precalentado a 375°F durante unos 25 minutos o hasta que esté casi cocido (no debe estar completamente cocido). Cuando esté casi cocido, sáquelo del horno, y deje enfriar. Retire los huesos de las piezas de pollo y manténgalos a un lado.
3. Coloque la mantequilla y el aceite de coco en un sartén de tamaño mediano a fuego medio.
4. Cuando la mantequilla se derrita, añada jengibre y pasta de ajo. Saltee durante un par de minutos. Añada los tomates, el cilantro en polvo, el chile en polvo, el garam masala, el pimentón y el chile Kashmiri en polvo. Cocine a fuego lento durante un tiempo hasta que la mantequilla sea visible en la parte superior.
5. Añada los trozos de pollo, la crema y el agua y cocine a fuego lento durante otros 5 minutos.
6. Sirva caliente adornado con hojas de cilantro y arroz de coliflor.

# Tacos de cerdo molido

| Preparación: 10 min | Total: 40 min | Porciones: 8 |
|---|---|---|

## Ingredientes:

- 2 libras de carne de cerdo molida
- 1 1/2 cucharaditas de ajo en polvo
- 1 1/2 cucharaditas de cebolla en polvo
- 1 cucharadita de sal marina
- 1 cucharadita de comino molido
- 1/2 cucharadita de pimienta molida o al gusto
- 1/4 de taza de salsa
- 15 hojas de lechuga grandes o más si es necesario
- 3/4 de taza de pimiento verde, picado
- 3/4 taza de pimiento rojo, picado
- 2 cebollas medianas, picadas

## Método:

1. Añada la carne de cerdo, el ajo en polvo, la cebolla en polvo, la sal, el comino y la pimienta a una sartén. Mezcle bien con las manos.

2. Coloque la sartén a fuego medio. Revuelva constantemente y cocine hasta que el cerdo se dore bien.
3. Retire el cerdo con una cuchara especial y colóquelo en un recipiente. Quite la grasa restante.
4. Añada la salsa y mezcle bien. Pruebe y ajuste los condimentos si es necesario.
5. Coloque las hojas de lechuga. Luego, coloque un poco de relleno de cerdo en el centro.
6. Espolvorea pimientos y cebollas. Envuélvelo y sírvalo.

# Chuletas de cerdo italiano

| Preparación: 10 min | Total: 45 min | Porciones: 10 |
| --- | --- | --- |

## Ingredientes:

- 10 chuletas de cerdo
- 3/4 taza de aderezo italiano
- 1/4 taza de queso parmesano, rallado
- Condimento de su elección

## Método:

1. Coloque el aderezo italiano en un recipiente. Añada condimentos.
2. Ponga el queso en otro recipiente.
3. Coloque una sartén a fuego medio. Sumerja las chuletas en el aderezo italiano.
4. Luego, enrolle con el queso y colóquelo en la sartén. Cocine por ambos lados hasta que se dore y esté bien cocido.
5. Sirva caliente con la salsa italiana baja en carbohidratos.

# Pescado al curry de Sri Lanka

| Preparación: 10 min | Total: 40 min | Porciones: 6 |
|---|---|---|

## Ingredientes:

- 6 piezas (aproximadamente 2 libras) de merluza plateada o cualquier otro pescado blanco
- 6 cucharadas de aceite de coco
- 1/2 cucharadita de semillas de mostaza entera
- 3 chiles verdes largos, sin semillas, cortados en trozos pequeños
- 1/2 cucharada de jengibre fresco, rallado
- 1/2 cucharadita de comino molido
- 1/2 cucharada de polvo de curry
- 2 pulgadas de raíz de cúrcuma fresca, rallada o 3/4 cucharadita de polvo de cúrcuma molida
- 1 cebolla roja, finamente picada
- 5 dientes de ajo, picados
- 2 1/2 tazas de crema de coco con toda la grasa
- 1 cucharadita de sal marina
- Cilantro picado para adornar
- 3/4 de taza de agua

## Método:

66

1. Coloque una olla grande a fuego medio. Añada la mitad del aceite de coco. Cuando el aceite esté derretido, añada las semillas de mostaza. Dentro de un rato empezará a salpicar. Cuando el sonido se reduzca, añada cebollas y saltee durante unos minutos.
2. Añada el jengibre y el ajo. Sofría durante 4-5 minutos.
3. Añada los chiles verdes, el polvo de curry, el polvo de comino y la cúrcuma. Sofría un par de minutos más.
4. Añada la leche de coco y la sal. Mezcle bien deje hervir.
5. Reduzca el calor y cocine a fuego lento durante unos 15 minutos.
6. Mientras tanto, agregue el resto del aceite a una sartén antiadherente. Coloque la cacerola a fuego medio.
7. Añada el pescado y fríalo durante 2 -3 minutos. Cuando la parte inferior esté cocida, voltee el pescado y cocine también el otro lado.
8. Añada el pescado al curry que está hirviendo a fuego lento. Cocine a fuego lento durante otros 5-7 minutos.
9. Adorne con cilantro y sirva.

# Aguacates con coco y camarones

| Preparación: 10 min | Total: 20 min | Porciones: 2 |
|---|---|---|

## Ingredientes:

- 1 aguacate, pelado, sin semillas, cortado en cubos del tamaño de un bocado.
- 2 tazas de camarones
- 2 cucharaditas de salsa Sriracha o cualquier otra salsa picante
- 1 cucharada de mantequilla de maní natural
- 2 cucharaditas de coco rallado
- 2 cucharadas de leche de coco ligera
- Aceite en spray en cocina

## Método:

1. Coloque una sartén antiadherente a fuego medio. Rociar con aceite en spray.
2. Añada la leche de coco, la mantequilla de maní y la salsa picante. Revuelva hasta que esté bien combinado.
3. Añada los camarones y cocine hasta que los camarones estén tiernos.

4. Retire del fuego y espolvoree el coco sobre él.
5. Coloque los aguacates en un plato de servir y ponga los camarones encima y sirva.

# Salmón al horno

| Preparación: 5 min | Total: 1 hora. 50 minutos | Porciones: 4 |
|---|---|---|

## Ingredientes:

- 4 filetes de salmón (alrededor de 6 onzas cada uno)
- 4 dientes de ajo, picados
- 12 cucharadas de aceite de oliva ligero
- 2 cucharaditas de albahaca seca
- 1 cucharadita de sal o al gusto
- 1 cucharadita de pimienta negra molida
- 2 cucharadas de jugo de limón
- 2 cucharadas de perejil fresco picado

## Método:

1. Mezcle en un plato de vidrio, ajo, aceite, albahaca, sal, pimienta, jugo de limón y perejil.
2. Añada el salmón y mézclelo bien. Colóquelo en el refrigerador para marinarlo durante al menos una hora. Voltee al salmón un par de veces.
3. Coloque el salmón, junto con el adobo, al papel de aluminio. Selle bien. Colóquelo en una fuente para

horno y hornee durante unos 45 minutos en un horno precalentado a 375°F.

4. Retire del horno. Cuando esté lo suficientemente frío para manejarlo, desenvuélvalo y sírvalo con una ensalada baja en carbohidratos de su elección.

## Souvlaki de cordero (Brochetas de cordero griego)

| Preparación: 20 min | Total: 8 horas. 45 minutos | Porciones: 6-8 |
|---|---|---|

**Ingredientes:**

- 2 1/2 libras de cordero, picado en trozos medianos
- 1/2 taza de menta fresca picada o 2 cucharaditas de menta seca
- 3 cucharadas de romero fresco picado o 2 cucharaditas de romero seco
- Jugo de 2 limones
- 3/4 taza de aceite de oliva virgen extra
- 1 cucharadita de sal o al gusto
- Melitzanosalata (salsa de berenjena) para servir

**Método:**

1. Añada el aceite de oliva y el jugo de limón en un recipiente grande. Añada sal, menta y romero y mezcle bien.
2. Añadir los trozos de cordero y mezclar bien. Deje marinar en el refrigerador durante la noche. Mézclelo un par de veces.

3. Coloque los trozos de carne en las brochetas. Coloque las brochetas en la rejilla del horno precalentado.
4. Ase a 450°F hasta que esté listo. Voltee un par de veces las brochetas en el medio.
5. Retire del horno. Deje que se enfríe un par de minutos. Retire la carne de las brochetas.
6. Sirva con Melitzanosalata.

# Carne molida y espinaca a la plancha

| Preparación: 15 min | Total: 45 min | Porciones: 3-4 |
|---|---|---|

**Ingredientes:**

- 4 cucharadas de aceite de coco o manteca
- 2 champiñones *king oyster*, picados
- 4 cucharadas de almendras crudas, picadas
- 3/4 de libra de carne molida magra
- 1/2 cucharadita de hojuelas de pimienta de chile
- Una gran pizca de sal del Himalaya
- Una gran pizca de pimienta blanca molida
- 1/2 taza de aceitunas Kalamata sin semilla
- 2 cucharadas de alcaparras
- 2 cucharadas de mantequilla de almendra tostada natural
- 3/4 de libra de hojas de espinaca bebé, picadas en trozos grandes

**Método:**

1. Coloque una sartén grande a fuego medio-alto. Añada aceite de coco. Cuando el aceite se derrita, añada los champiñones y saltéelos hasta que se doren.

74

2. Añada las almendras y saltéelas durante un minuto. Añada la carne, la sal, la pimienta blanca en polvo, las hojas de chile y cocine hasta que la carne esté dorada y bien cocida.
3. Añadas las aceitunas, las alcaparras y la mantequilla de almendras. Mezcle bien. Añada las espinacas y saltéelas durante un par de minutos hasta que se marchiten bien.
4. Sirva inmediatamente.

# Pastel de pastor bajo en carbohidratos

| Preparación: 10 min | Total: 1 hora. 30 minutos | Porciones: 6-8 |
| --- | --- | --- |

## Ingredientes:

- 2 libras de carne molida extra magra
- 2 dientes de ajo, picados
- 1 cebolla amarilla grande, picada
- 1 paquete de verduras congeladas
- 4 tazas de ramilletes de coliflor
- 2 cucharaditas de condimento para bistec
- 2 cucharaditas de polvo de pimienta negra
- Sal marina al gusto
- 1 taza de caldo de carne
- 1 taza de caldo de pollo
- 2 cucharaditas de romero seco

## Método:

1. Coloque una olla grande de agua a fuego medio y añada aproximadamente una cucharadita de sal y los ramilletes de coliflor. Cocine hasta que esté tierno. Escurra y déjelo a un lado para que se enfríe.
2. Mézclelo bien y déjelo a un lado.

76

3. Coloque una sartén grande a fuego medio. Añada la cebolla, el ajo y la carne. Saltee bien.
4. Cocine hasta que la carne esté dorada y manténgala a un lado.
5. Retire la mezcla de carne con una cuchara especial. Escurra el exceso de grasa y vuelva a añadir la mezcla de carne a la sartén.
6. Añada el condimento para carne, sal, pimienta, caldo de carne, caldo de pollo y verduras congeladas.
7. Cocine hasta que el exceso de líquido se seque.
8. Transfiera esta mezcla a un plato grande para hornear.
9. Esparza la mezcla de coliflor machacada sobre la mezcla de carne.
10. Coloque la bandeja de hornear en un horno precalentado a 350°F y hornee durante 20 a 30 minutos o más si desea que se dore.

# Pastel de espinacas

| Preparación: 10 min | Total: 1 hora. | Porciones: 4 |
|---|---|---|

## Ingredientes:

- 1/4 de taza de mantequilla
- 1/4 de taza de cebollas picadas
- 2 paquetes (16 onzas cada uno) de espinacas picadas congeladas, descongeladas, y escurridas
- 6 huevos
- 3 tazas de crema de leche
- 1 cucharadita de sal
- 1 cucharadita de polvo de pimienta negra
- 1 cucharadita de nuez moscada molida
- 1 taza de queso suizo, rallado

## Método:

1. Coloque una olla grande a fuego medio. Añada la mayor parte de la mantequilla. Cuando la mantequilla se derrita, añada las cebollas y saltee hasta que las cebollas estén translúcidas.

2. Añada espinacas. Cocine hasta que la mezcla esté casi seca. Transfiera a un molde para pasteles engrasado. Espolvorear el queso. Coloque los trozos de mantequilla restante en 4-5 lugares.

3. Hornee en un horno precalentado durante unos 30 minutos.

# Pad Thai bajo en carbohidratos

| Preparación: 15 min | Total: 16 | Porciones: 3-4 |
|---|---|---|

## Ingredientes:

- 2 paquetes de fideos de algas
- 1 cebolla grande, picada
- 6 dientes de ajo, picados
- 1 taza de mantequilla de maní
- 1/2 taza de salsa de soja o tamari
- 3 cucharaditas de hojuelas de pimiento rojo o al gusto
- 1/4 de taza de jugo de lima
- 1 zanahoria grande, pelada y rallada
- 2 cebolletas, picadas
- 2 cucharadas de cilantro fresco picado
- 2 cucharadas de semillas de sésamo, tostadas

## Método:

1. Ponga los fideos de algas en un tazón y vierta agua sobre ellos. Ponlo a un lado para que se remoje.
2. Mientras tanto, mezcle la cebolla, el ajo, la mantequilla de cacahuete, la salsa de soja, las

hojas de pimienta y el jugo de lima hasta que esté suave.

3. Cuando los fideos se hayan remojado, retire el exceso de agua.

4. Vierta la salsa sobre los fideos. Coloque las zanahorias, cebolletas, cilantro y semillas de sésamo sobre ella y sírvala.

# Tocino y vegetales fritos

| Preparación: 20 min | Total: 30 min | Porciones: 3-4 |
|---|---|---|

## Ingredientes:

- 10 tiras de tocino ahumado, picado en trozos finos
- 2 tazas de col rizada, descarte los tallos duros y las costillas
- 1 brócoli de cabeza mediana, cortado en ramos
- 1 pimiento rojo en rodajas
- 1 taza de frijoles verdes, cortadas en trozos de 1 pulgada
- 2 calabacines pequeños, picados
- 2 dientes de ajo, picados
- 2 cucharaditas de mantequilla
- 2 cucharaditas de aceite de coco
- Sal al gusto
- Pimienta en polvo a gusto
- 1 taza de crema de leche entera
- Arroz de coliflor para servir - ver capítulo 5

## Método:

1. Coloque una sartén a fuego medio. Añada aceite de coco y mantequilla. Cuando se derrita, agregue el ajo y saltee hasta que esté fragante.
2. Añada todas las verduras, sal y pimienta y saltee hasta que las verduras estén crujientes y tiernas también.
3. Añada el tocino y revuelva durante un par de minutos. Remueva del calor. Añada la crema y mezcle.
4. Sirva sobre el arroz de coliflor.

# Cazuela de calabacín

| Preparación: 15 min | Total: 45 min | Porciones: 6-8 |
| --- | --- | --- |

## Ingredientes:

- 12 tazas de calabacín, en cubitos
- 1 pimiento rojo picado
- 1 pimiento amarillo, picado
- 1 taza de quinua cocine de acuerdo con las instrucciones del paquete
- 1 1/2 tazas de queso cheddar, rallado
- 3/4 de taza de aceite de oliva
- 1 1/2 cucharaditas de albahaca seca
- 3 huevos, batidos
- Sal al gusto
- Pimienta en polvo al gusto

## Método:

1. Mezcle todos los ingredientes en un bol. Transfiera a una bandeja de hornear engrasada.
2. Esparza la mezcla por todas partes.
3. Hornee en un horno precalentado a 350°F hasta que la parte superior esté dorada.

# Pizza baja en carbohidratos

| Preparación: 5 min | Total: 45 min | Porciones: 6-8 |
| --- | --- | --- |

## Ingredientes:

Para la corteza de la pizza:
- 6 huevos
- 26 onzas de queso crema, suavizado
- 1/3 taza de queso parmesano, rallado
- 3 tazas de queso mozzarella, rallado
- 1/2 taza de crema de leche
- 1/2 cucharadita de ajo en polvo
- 1 cucharadita de condimento para pizza
- 2 cucharaditas de cebollino

Para la cubierta:
- 3/4 de taza de salsa de pizza baja en carbohidratos o según se requiera
- Toppings de su elección (bajo en carbohidratos)
- 1 1/2 tazas de queso mozzarella, rallado

## Método:

1. Para hacer la corteza: Añada el queso crema y el huevo en un bol y bata bien. Añada crema espesa,

85

parmesano, cebollino, condimento para pizza y ajo.

2. Engrase una fuente para hornear y coloque el queso mozzarella en ella. Luego, vierta la mezcla de queso crema sobre ella.

3. Hornee en un horno precalentado a 375°F durante unos 30 minutos.

4. Retire del horno. Esparza la salsa de la pizza sobre ella y añada los ingredientes de su elección.

# Guarniciones Cetogénicas

## Palitos de pan con coliflor y ajo

| Preparación: 15 min | Total: 50 min | Porciones: 4-6 |
|---|---|---|

**Ingredientes:**

- 4 tazas de coliflor, rallada, puesta en el microondas durante 3 minutos
- 2 cucharadas de mantequilla
- 6 cucharaditas de ajo picado
- 1/2 cucharadita de hojas de pimiento rojo
- 1 cucharadita de condimento italiano
- Sal Kosher a gusto
- 2 tazas de queso mozzarella, rallado
- 2 huevos, batidos
- 2 cucharadas de queso parmesano en polvo

**Método:**

1. Coloque una olla a fuego lento. Añada mantequilla. Cuando la mantequilla se derrita, añada las piezas de ajo y las hojas de pimiento rojo y cocine durante 2-3 minutos.

2. Añada esto a la coliflor cocida. Coloque sal y condimento italiano. Mezcle bien.
3. Añada los huevos batidos y el queso mozzarella. Mezcla bien.
4. Transfiera la mezcla a una bandeja de hornear engrasada. Presione bien. Hornee en un horno precalentado a 350°F durante 30 minutos.
5. Retire del horno. Espolvorea un poco más de mozzarella y queso parmesano.
6. Hornee durante otros 8-10 minutos.
7. Retire del horno. Corte en pedazos.
8. Sirva caliente con salsa de tomate baja en azúcar.

# Pan y panecillos Keto

| Preparación: 5 min | Total: 35 min | Porciones: 8-10 |
| --- | --- | --- |

## Ingredientes:

- 6 huevos grandes
- 1 taza de harina de almendra
- 3 cucharaditas de polvo de hornear
- 4 cucharadas de mantequilla

## Método:

1. Añada todos los ingredientes en un bol. Mezcle bien hasta que la masa esté suave y bien aireada.
2. Transfiera a un molde de pan para hornear engrasado.
3. Hornee en un horno precalentado a 390°F durante unos 20 minutos o hasta que esté listo.
4. Si desea hacer panecillos, entonces vierta la masa en moldes para panecillos engrasados (llene hasta 2/3).
5. Corte y sirva.

# Puré de coliflor (falso puré de papas)

| Preparación: 15 min | Total: 30 min | Porciones: 6-8 |
|---|---|---|

## Ingredientes:

- 3 cabezas de coliflor, cortadas en pequeños tallos
- 6 cucharadas de crema de leche
- 3 cucharadas de mantequilla
- 3/4 taza de queso cheddar, rallado
- Sal al gusto
- Pimienta al gusto

## Método:

1. Coloque los tallos de coliflor en un recipiente para microondas junto con 1 cucharada de crema de leche y 1 cucharada de mantequilla.
2. Ponga en el microondas a alta potencia durante 6 minutos, sin tapar. Añada el resto de la mantequilla y la crema.
3. Mezcle bien y cocine en el microondas a alta temperatura durante 6-7 minutos más.
4. Retire del microondas. Añada el queso y licúe con una batidora de inmersión hasta que esté suave o se mezcle en un procesador de alimentos.

5. Añada sal y pimienta al gusto.

# Semillas de champiñón y cáñamo Pilaf

| Preparación: 10 min | Total: 25 min | Porciones: 6 |
|---|---|---|

## Ingredientes:

- 2 tazas de semillas de cáñamo
- 1/4 de taza de mantequilla
- 6-8 champiñones, picados en trozos
- 1/2 taza de almendras, en rodajas
- 1 taza de caldo (de verdura o de pollo)
- 1 cucharadita de ajo en polvo
- 1/2 cucharadita de perejil seco
- Sal al gusto
- Pimienta en polvo a gusto

## Método:

1. Coloque una olla a fuego medio. Añada mantequilla. Cuando la mantequilla se derrita, añada los champiñones y almendras. Saltee durante unos minutos hasta que los champiñones estén tiernos.

2. Añada las semillas de cáñamo y mezcle bien. Añada el caldo, el ajo en polvo, el perejil, la sal y la pimienta. Mezcle bien.
3. Baje el fuego y cocine a fuego lento hasta que el caldo se absorba.
4. Sirva con cualquier curry.

# Arroz de coliflor

| Preparación: 10 min | Total: 25 min | Porciones: 4-6 |
|---|---|---|

## Ingredientes:

- 2 cabezas de coliflor, cortadas en tallos
- 1 cebolla, finamente picada
- 4 cucharadas de aceite de oliva
- 4 dientes de ajo, picados
- Sal al gusto
- Pimienta en polvo al gusto

## Método:

1. Añada los tallos de coliflor al procesador de alimentos y triture hasta obtener una textura similar a la del arroz. También puede rallar la coliflor.
2. Coloque una sartén antiadherente grande a fuego medio-alto. Añada aceite. Cuando el aceite se caliente, agregue las cebollas y saltee hasta que estén translúcidas. Añada el ajo y saltee hasta que esté en su punto.

3. Añada el arroz de coliflor y saltéelo durante unos 5-6 minutos. Retire del fuego.
4. Añada sal y pimienta justo antes de servir.

# Recetas de meriendas cetogénicas

## Barras de Granola Saludables

| Preparación: 3 min | Total: 20 min | Porciones: 15-20 |
| --- | --- | --- |

**Ingredientes:**

- 3 tazas de nueces de macadamia
- 3 tazas de almendras
- 3 tazas de semillas de girasol
- 3 tazas de coco en escamas sin azúcar
- 3 huevos
- 3/4 de taza de mantequilla de coco
- 3/4 de taza de mantequilla de maní orgánica
- 1 1/2 tazas de chispas de chocolate negro
- 3 cucharadas de extracto de vainilla
- 3 cucharaditas de especias para pastel de calabaza

**Método:**

1. Mezcle todos los ingredientes en una licuadora hasta que estén suaves. Si le gustan las nueces, entonces haga una pasta gruesa. Si le gusta suave, entonces mézclelo por más tiempo.

2. Transfiera a un plato de horno engrasado.

3. Hornee en un horno precalentado a 350°F por 15 minutos o dorado.

4. Deje enfriar un poco. Corte en trozos y sirva.

# Dedos de pescado

| Preparación: 15 min | Total: 35 min | Porciones: 6-8 |
|---|---|---|

## Ingredientes:

- 2 libras de pescado como el bacalao o el pargo, enjuagados, cortados en forma de dedos
- 4 huevos, batidos
- 1 taza de coco rallado
- Sal marina al gusto
- 1 cucharadita de ajo en polvo
- 1/2 cucharadita de pimienta en polvo a gusto
- 1/2 taza de aceite de coco

## Método:

1. Añada el coco, la sal, el ajo en polvo y la pimienta en polvo a un tazón.
2. Primero sumerja los dedos de pescado en el huevo y luego mezcle con el coco y déjelo a un lado en un plato.
3. Añada 1/4 de taza de aceite a una sartén y colóquela a fuego medio.

4. Añada algunos de los dedos de pescado y cocine hasta que se doren.
5. Repita los pasos 3 y 4 con los dedos de pescado restantes.
6. Sirva con cualquier salsa de su elección.

# Palitos de queso fritos

| Preparación: 10 min | Total: 30 min | Porciones: 15 |
|---|---|---|

## Ingredientes:

- 15 palitos de queso, congelados (no descongelar)
- 2 huevos, batidos
- 4 cucharadas de harina de almendra
- 2 cucharadas de semillas de lino molidas
- 2 onzas de parmesano, rallado
- 1 cucharadita de polvo de hornear
- 2 cucharadas de agua
- Aceite según sea necesario (aceite de coco o aceite de oliva)

## Método:

1. Coloque una sartén pequeña y profunda a fuego medio. Añada aceite. Debe cubrir por lo menos 2 pulgadas del fondo de la sartén. Caliente hasta que la temperatura del aceite sea de 375°F.
2. Mientras tanto, mezcle el queso parmesano, la harina de almendras y el polvo de hornear en un bol.

3. Añada el huevo y el agua y batir bien. Sumerja los palitos de queso congelados en esta masa y añada inmediatamente al aceite caliente. Cocine hasta que se dore por todos lados.
4. Retire con una cuchara especial y colóquela sobre toallas de papel.
5. Sirva con una salsa baja en carbohidratos de su elección.

# Bocadillos de Pizza

| Preparación: 15 min | Total: 35 min | Porciones: 10-15 |
|---|---|---|

**Ingredientes:**

**Para la base de la pizza:**

- 3 onzas de pepperoni grande
- Salsa para pizza, tanto como sea necesario
- Queso rallado según se requiera (opcional)

Para el Topping:
- Pocas aceitunas, en rodajas
- 1 pimiento morrón, cortado en cubos
- 3-4 champiñones, picados
- 1/2 taza de cebollas verde, picada

**Método:**

1. Coloque las rebanadas de pepperoni en una bandeja de hornear forrada. Hornee en un horno precalentado a 400° F durante unos 7-8 minutos hasta que el pepperoni esté crujiente.

2. Esparza la salsa de la pizza sobre cada uno de los pepperoni. Espolvoree el pimiento, las aceitunas, los champiñones, las cebollas de verdeo y el queso.
3. Hornee durante unos minutos hasta que el queso se derrita.

# Recetas de postres Cetogénicos

## Pudín de frambuesa y chía

| Preparación: 5 min | Total: 19 min | Raciones: 2 |
| --- | --- | --- |

**Ingredientes:**

- 1/2 taza de leche de almendras con sabor a vainilla o leche de soya, sin endulzar
- 1/2 cucharada de polvo de proteína de vainilla
- 2 cucharadas de frambuesas, frescas o congeladas
- 1 1/2 cucharadas de semillas de chía

**Método:**

1. Bata la leche de almendra y la proteína en polvo.
2. Añade las semillas de chía y mézclelas bien. Manténgalo a un lado por 5-7 minutos. Revuelva de nuevo.
3. Repita el paso 2.
4. Mezcle las frambuesas en él.
5. Manténgalo a un lado durante una hora en el refrigerador.

# Helado de Berry

| Preparación: 10 min | Total: 4 horas. 10 minutos | Porciones: 6-8 |
|---|---|---|

## Ingredientes:

- 3 tazas de crema batida espesa
- 1 1/2 tazas de arándanos o fresas, o cualquier otra fruta de su elección, sin endulzar y algún Topping para adornar
- Unas cuantas gotas de edulcorante de Stevia o cualquier otro edulcorante de su elección (opcional)

## Método:

1. Añada todos los ingredientes a la licuadora. Mezcle hasta que esté suave.
2. Congele el helado durante 5-6 horas o hasta que esté listo.
3. Retire del congelador unos 30 minutos antes de servir.
4. Decore con las bayas que este usando.

# Tarta de queso con fresas

| Preparación: 10 min | Total: 2 horas. 15 minutos | Porciones: 6-8 |
|---|---|---|

## Ingredientes:

- 1 taza de queso crema, suave
- 1/2 taza de crema de leche
- 4 huevos
- 2 cucharaditas de jugo de limón
- 1 cucharadita de extracto de vainilla
- Sustituto de azúcar como la Stevia, al gusto
- 1 taza de fresas congeladas, descongeladas
- 1/2 taza de rebanadas de fresa
- Crema batida para servir

## Método:

1. Coloque el queso crema, la crema espesa, los huevos, el jugo de limón, el extracto de vainilla, la Stevia y las fresas congeladas en un recipiente apto para microondas. Bátalo bien hasta que esté suave.

2. Ponga en el microondas a alta temperatura durante 90 segundos, removiendo gradualmente.

3. Enfrié y colóquelo en la refrigeradora.
4. Sirva frío con rodajas de fresa fresca y crema batida o cualquier salsa baja en carbohidratos.

# Bocadillos de chocolate y mantequilla de maní

| Preparación: 15 min | Total: 4 horas. 15 minutos | Porciones: 8-10 |
|---|---|---|

**Ingredientes:**

- 4 aguacates Hass grandes, pelados, sin semilla, picados
- 1/2 taza de mantequilla de maní, sin azúcar
- 1/2 taza de cacao en polvo
- 20 gotas de Stevia líquida o al gusto (opcional)

**Método:**

1. Mezcle todos los ingredientes, excepto la mantequilla de maní, hasta que esté suave y cremoso.
2. Viértalo en un contenedor seguro para el congelador. Añada mantequilla de maní. Con un cuchillo, mézclelo bien.
3. Congele hasta que esté listo.
4. Retire del congelador 15 minutos antes de servir.
5. Sirva.

# Conclusión

Para concluir, muchas de las dietas "bajas en carbohidratos" están siendo impulsadas, pero la mayoría de ellas no tienen éxito por una razón crucial: ¡no incluyen el consumo de altas cantidades de grasa en la dieta! Sin una alta cantidad de grasa en la dieta, uno termina engordando y quedando extremadamente letárgico.

Esto se debe a que, sin los carbohidratos y las grasas en su dieta, su cuerpo no tiene ninguna fuente de energía. Así, su cuerpo comienza a conservar la poca proteína que consume, descomponiendo parte de ella para potenciar algunas de las funciones corporales más importantes, mientras que guarda la mayor parte de ella para su uso futuro, lo que le hace extremadamente letárgico. Esto también significa que cualquier grasa que usted consuma se almacena, resultando en un aumento de peso.

Es por esto por lo que la Dieta Cetogénica ha visto una mayor tasa de éxito sobre el grueso de las dietas bajas en carbohidratos. ¡Un poco de planificación y estará en camino de perder esas libras extras sin tener que hacer un gran esfuerzo!

Me gustaría aprovechar la oportunidad para agradecerle una vez más la compra de este libro y espero que el contenido de este le haya sido útil.

Manténgase saludable; ¡manténgase feliz!

www.ingramcontent.com/pod-product-compliance
Lightning Source LLC
Chambersburg PA
CBHW060247030426
42335CB00014B/1619